ANALYSE

DES EAUX MINÉRALES

DE FORGES.

ANALYSE

DES EAUX MINÉRALES

DE FORGES.

Par M. ROBERT , Pharmacien de l'Hôtel-
Dieu de Rouen , de l'Académie des Sciences ,
des Belles-Lettres et des Arts de Rouen.

Lu à la Séance publique de l'Académie, le 9
Août 1813.

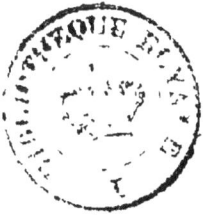

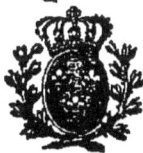

ROUEN ,

Imprimerie de J. DUVAL , rue aux Juifs , n° 37.

wwwwwwwwwww

1817.

CETTE *Analyse a été faite dans le courant de l'année* 1812 ; *l'Auteur a présenté son Manuscrit à l'Académie tel qu'il existe, comme contribution scientifique à laquelle obligent ses réglemens ; il cède aujourd'hui au désir du Propriétaire des Eaux de Forges, et de M. Cizeville, jeune Médecin très-distingué, qui va porter dans cet Etablissement, avec un nom cher à tous les Habitans du Pays, parce qu'il rappelle toujours d'agréables souvenirs, des talens distingués et des connaissances étendues, en livrant au Public un Ouvrage pour lequel il réclame toute son indulgence.*

ANALYSE

DES EAUX MINÉRALES

DE FORGES.

Le Département de la Seine - Inférieure, déjà si recommandable par la fertilité de son sol et son industrie manufacturière, l'est encore par les Fontaines Minérales dont les Eaux salutaires ont de tout tems offert à la médecine leurs secours et leur efficacité. La province de Normandie est une de celles qui présentent à l'observateur le plus grand nombre de productions naturelles en ce genre; et si elles n'ont pas toutes les mêmes vertus, si elles n'ont pas toutes reçu le même tribut d'éloges, l'histoire du moins fournit la preuve que, sur trente-quatre points différens de cette partie de la France, on a déjà trouvé des Eaux minéralisées, et plus ou moins médicinales (1).

---

(1) On comptait autrefois en Normandie les Eaux Minérales suivantes :

Bailliage de Rouen : celles du Bec, de Rouen.

Bailliage d'Evreux : celles de Blaru, de Conches.

Le Lieuvin : celles de Pont-Audemer, Cernières, Gauville, Irai, Saint-Evroult, Moulins, la Marche, Saint-Santin, Brucourt.

Parmi celles qui ont été préconisées comme plus éminemment salutaires, se trouvent particulièrement les Eaux de Forges. La réputation dont elles jouissent est tellement établie, qu'il n'est plus permis de parler des Eaux Minérales en général, et des Eaux Ferrugineuses en particulier, sans les citer honorablement. Aussi n'ont elles cessé d'être assidûment fréquentées que depuis ces momens désastreux qui, en bouleversant les fortunes, ont réduit à l'impossibilité d'y venir ceux qui pouvaient attendre de leur usage le retour à la santé.

La réputation de ces Eaux, en même tems qu'elle appelait à Forges un grand nombre d'individus attaqués de maladies chroniques, a dû exciter le zèle et les recherches des hommes de l'art. Pour prouver que les effets salutaires qu'on attribuait aux Eaux de Forges étaient dus à leur nature particulière, on a dû s'occuper de leur analyse ; et effectivement, depuis 1603, époque à laquelle on a écrit pour la première fois à ce sujet, on rencontre une foule d'ouvrages

---

Pays de Bray : celles de Gournay, Forges.

Pays de Caux: celles de Rançon, Bleville, Nointot, Oherville, Aumale.

Vexin normand : celles de Tintry, Andelys.

Bailliage d'Alençon : celles de Vrigny, Saint-Barthélemy, Larrey, Ranes, Bagnolles.

Bailliage de Caen : celles de Caen, Vire, Avranches, Touffreville.

Bailliage de Bayeux: celle de Litry.

Le Cotentin : celles de Coutances, Bricquebec, Hébecevron.

qui se réunissent pour vanter leur mérite et recommander leur usage. Mais, il faut l'avouer, dans les premiers instans on s'est borné à sanctionner l'opinion vulgaire, ou si l'on a tenté quelques essais, ils se sont trouvés trop imparfaits pour inspirer une grande confiance. Plus tard, la marche des sciences devenant plus régulière, on a dû mettre plus de soin dans les recherches ; mais les difficultés insurmontables encore qu'on éprouvait dans l'analyse des Eaux, dont les principes fugaces s'échappent en voyageant, n'ont laissé le plus souvent aux chimistes recommandables qui ont suivi cette carrière épineuse que le regret de ne pouvoir compléter un travail si nécessaire et si important.

Éclairé par l'expérience des savans qui m'ont précédé, et secondé par les moyens puissans de la chimie moderne qui, dans les procédés d'analyse, a porté la plus vive lumière, je me suis proposé d'examiner de nouveau les Eaux de Forges ; et comme elles sont de la nature de celles qui dans le transport s'altèrent et se décomposent, après avoir tenté quelques essais informes sur une certaine quantité de ces Eaux qu'on m'avait envoyée, j'ai pris le parti de me rendre aux sources mêmes, certain d'obtenir par mes travaux sur place le degré de précision et d'exactitude qu'on réclame, avec tant de raison, lorsqu'il est question d'objets qui intéressent aussi directement la médecine. Mais, avant d'entrer en matière, j'ai voulu rassembler tout ce qui a été dit et fait à

l'occasion des Eaux de Forges. Si j'ai profité
des recherches de ceux qui ont écrit avant
moi, il est juste de leur payer le tribut d'é-
loges qu'ils ont mérité les premiers.

L'histoire est fort obscure sur tout ce qui
concerne l'origine des sources minérales des
Eaux de Forges. La présence des mines de
fer, en assez grand nombre, l'exploitation
de ces mines, dans ce lieu même qui a reçu
son nom, des usines qui y sont établies, doivent influer sur la nature des Eaux de ce
pays ; et si, comme l'ont prétendu la plupart des premiers écrivains, on trouve dans
l'usage des Eaux de Forges des remèdes
nombreux à la plus grande partie des maladies chroniques, c'est que les premiers qui
en avaient fait usage avaient remarqué que
ces Eaux leur étaient d'un grand secours dans
quelques unes de leurs infirmités.

Peut-être encore l'observation avait-elle
appris que les naturels du pays, forcés d'em-
ployer ces Eaux pour tous les usages de la
vie, puisque toutes celles des sources et
des puits se trouvent également minéra isées,
jouissaient d'une santé très-florissante ; et s'il
n'était pas hors de raison d'attribuer un tel
effet à la propriété tonique de ces boissons
Minérales, les Eaux de Forges ont dû, dès
ce moment, acquérir une sorte de célébrité.
Aussi, dans des tems déjà reculés, où l'on re-
trouve à peine les monumens des anciennes
forges, on voit que les Eaux Minérales qui
leur ont survécu étaient déjà recommandables
par leurs vertus et leurs propriétés.

Ce fut en 1578 qu'un sieur Buquet, conseiller au parlement de Normandie, fit vider le bassin de l'ancienne fontaine de Forges, qui avait été comblé durant les guerres ; et les ouvriers d'alors, trompés par de fausses apparences, rapportèrent, dit-on, des paillettes d'argent, dont on ne parla plus dans la suite. De ce moment datent les premiers travaux pour isoler les sources, en rendre l'accès plus facile et le séjour moins désagréable.

Le premier ouvrage dans lequel il est fait mention des Eaux de Forges est de 1603 : c'est celui publié par J. Duval, médecin à Rouen, qui, sous le titre d'*Hydrothérapeutique des fontaines médicinales de Rouen et des environs*, fait l'histoire de celles de la province. A l'occasion des Eaux de Forges, il s'exprime ainsi : « L'Eau de la fontaine, dite de Jouvence, pour ses nobles effets, est fort claire et froide, très-plaisante à boire ; mais après qu'on l'a bue, on sent quelque légère stipticité à la langue, avec une odeur telle qu'on le remarque en l'eau dedans laquelle on aurait diverses fois éteint un fer chaud. » Et partageant l'erreur à laquelle avaient donné lieu les travaux ordonnés par Buquet, il ajoute : « De cela il est manifeste qu'elle tire ses vertus et propriétés du fer confus en toute sa substance, non toutefois d'icelui pur, mais participant de l'argent. »

En 1607, Pierre de Grousset, apothicaire du prince de Condé, qui pendant vingt ans avait observé les effets produits par l'usage des Eaux de Forges, publia un ouvrage sous le titre de *Recueil de la vertu de la fontaine*

médicinale de Saint-Eloi, dite de Jouvence.
On ne doit pas s'attendre à trouver dès cette
époque l'analyse des Eaux de Forges ; et effectivement , s'en rapportant à quelques indi-
dices peu concluans , l'auteur affirme qu'elles
contiennent du vitriol , du nitre , de la terre
et du soufre.

En 1631 , Cousinot, dans un *Discours au
Roi sur les vertus et usages des Eaux de
Forges* , consacre son premier chapitre à
démontrer , mais d'après l'opinion commune
et sans aucune expérience à l'appui , que ces
Eaux contiennent du vitriol.

Ce fut en 1633 que Louis XIII , l'infante
d'Autriche et le cardinal de Richelieu vin-
rent prendre les Eaux de Forges. Toujours
idolâtre de ses souverains , la France voyait
avec la plus vive douleur que deux augustes
Epoux , après dix-huit ans de mariage , n'eus-
sent pas encore comblé ses vœux les plus
ardens, en assurant au trône un héritier de
tant de gloire et de tant d'amour. Elle voyait
avec amertume qu'une Princesse , l'honneur
de son sexe et l'ornement de la cour, eût
été jusque là privée des douceurs de la ma-
ternité ; et comme des exemples nombreux
et récens pouvaient faire croire que l'usage
des Eaux Minérales, en rétablissant une santé
faible, pourrait ramener un espoir qu'elle nour-
rissait en vain depuis si long-tems, la cour,
par ses conseils , détermina le voyage de
Forges.

Jusque là , les trois sources avaient été
confondues en une seule : elles furent enfin
séparées , examinées avec soin ; et comme on

avait remarqué qu'elles avaient différens degrés d'énergie, on donna le nom de *Reinette* à celle dont la Reine faisait usage, comme la plus faible ; celui de *Royale* à celle que buvait le Roi, et qui paraissait douée d'une plus grande énergie, et celui de *Cardinale* à la source la plus ferrugineuse et la plus active, dont la maladie plus grave du ministre prescrivait l'emploi.

La présence du Monarque et la naissance prochaine de Louis XIV, que, sans rencontrer beaucoup de contradicteurs, on n'avait pas craint d'attribuer à l'usage de ces Eaux, si vantées alors contre la stérilité des femmes, ou mieux sans doute contre les accidens qui en sont le plus souvent la cause, ajoutèrent à la haute réputation des Eaux de Forges, et, dès ce moment, elles ont été le sujet des observations les plus importantes.

En 1676, Duclos publia, dans ses *Observations sur les Eaux Minérales de diverses provinces de la France*, une analyse succincte des Eaux de Forges. « Elles donnent, dit-il, par évaporation une petite quantité d'une résidence rousse, obscure, un peu salée ; le sel ressemble au sel commun, et la terre semble ferrugineuse. »

Pierre le Givre, dans son *Arcanum acidularum*, en 1682, dit avoir trouvé, par l'évaporation des Eaux de Forges, une petite quantité de terre analogue à celle des Eaux de Provins, qu'il croit être un composé d'alun et de fer.

En 1697, Barthelemi Linand a publié *un Traité spécial des Eaux Minérales de Forges*, comme le complément d'un petit ouvrage qu'il avait mis au jour l'année précédente, et qui se trouve refondu dans celui-ci. L'auteur présente ces Eaux comme chargées des principes élémentaires dont le fer est composé ; c'est-à-dire, d'une dissolution de parties vitrioliques, sulfureuses et terrestres, qui ont toutes la substance du fer, et qui se trouvent en plus grande quantité dans la Cardinale, en moindre quantité dans la Royale, et moindre encore dans la Reinette. Ce n'est que par leur goût et leur odeur qu'il admet ces principes dans les Eaux de Forges, et on ne trouve dans le reste de l'ouvrage aucune analyse chimique.

En 1735 ou environ, Boulduc, sollicité par Helvétius, premier médecin du Roi, entreprit l'analyse des Eaux de Forges. Son travail, plus complet et par conséquent plus propre que tout ce qui a précédé à nous éclairer sur la nature de ces Eaux, laisse cependant quelque chose à désirer. Il résulte de ses expériences que la Royale, celle des sources sur laquelle il a opéré, contient du fer très-atténué, un vitriol décomposé, de la sélénite, du sel marin, et du sel de Glauber. Observons que n'ayant pu se rendre sur les lieux, Boulduc avait fait évaporer sur place, à douce chaleur, 750 bouteilles ou 1594 livres 12 onces de cette Eau. C'était un moyen de s'assurer positivement de la quantité absolue des produits fixes qu'elle tenait en dissolution. On regrette qu'après avoir déterminé d'une manière très-exacte et presque minutieuse la quantité de sel marin et de sel de Glauber que contient, chaque livre d'eau, Boulduc n'ait rien dit de positif sur les proportions du fer et l'état dans lequel il s'y trouve.

Dans son *Traité de Matière médicale*, publié en 1741, Geoffroy a consacré un chapitre aux Eaux de Forges ; il les considère comme contenant une terre subtile qui participe du fer et un sel parfaitement semblable au sel marin.

En 1751, Donnet, dans un *Traité des Eaux de Forges*, établit avec assurance que ces Eaux sont une dissolution de quelques particules très-déliées du fer par une Eau déjà empreinte des acides vitrioliques, et même de cette vapeur subtile qui s'exhale ordinairement des mines de vitriol. On laisse à déterminer quel degré de certitude on peut donner à une assertion qui tire sa source d'une confiance aveugle dans les seules qualités qui frappent les sens, quand l'auteur a négligé les secours importans qu'il pouvait obtenir de l'analyse.

Nous devons à M. Marteau, médecin d'Aumale, une *Analyse des Eaux de Forges*, qu'il a publiée en 1756. Cet ouvrage, intéressant par le détail des nombreuses expériences faites par l'auteur, se divise en cinq chapitres, dans lesquels il examine successivement l'acide, le vitriol, la terre absorbante, l'air et le fer. Il ne veut pas que les Eaux de Forges contiennent d'acide. En admettant que la Royale et la Cardinale ont à leur source une odeur aigrelette, comme l'esprit acide sulfureux, il prétend qu'on parvient à imiter cette odeur en noyant dans une peinte d'eau 7 à 8 gouttes d'une solution de limaille de fer, faite dans l'esprit de vitriol; et comme il n'a jamais pu obtenir le moindre signe d'ébullition (c'est M. Marteau qui parle) par l'addition de l'huile de tartre ou de quelque matière analogue, il conclut qu'elles ne contiennent pas d'acide volatil développé.

L'existence d'un sel martial dans les Eaux de Forges est démontrée, dit M. Marteau, par la similitude des effets que produisent ces Eaux, quand on les compare à une Eau factice à laquelle on aurait ajouté une solution de fer dans les acides vitriolique, nitreux et marin; et comme, dans l'un et l'autre cas, on obtient une couleur analogue, violette-noire dans la Cardinale, rouge-cramoisi dans la Royale, et une couleur de vin clairet dans la Reinette, il en conclut que ces trois sources contiennent un vitriol martial.

S'agit-il d'en déterminer la quantité ? Il croit avoir raison suffisante de prononcer que la Cardinale contient plus de vitriol que la Royale, et que la Reinette n'en contient presque pas, parce que c'est la proportion de ce sel qui fait la différence de teinture avec la noix de galle, parce qu'en alongeant de deux verres d'eau commune un verre de la Cardinale, on obtient par la noix de galle la même teinture que par la Royale, c'est-à-dire rouge-cramoisi, et qu'en dissolvant dans une pinte d'eau commune un grain de vitriol de mars, il est parvenu à imiter la nuance violette-noire que produit la Cardinale avec la noix de galle.

M. Marteau attribue à la présence d'une certaine quantité de terre absorbante la propriété qu'il a reconnue dans les Eaux de Forges, 1° de ne point cailler le lait; 2° de verdir le sirop de violettes. Il conjecture que cette terre est une portion très-subtile d'une terre ochreuse. L'air domine encore dans les Eaux de Forges (c'est M. Marteau qui parle) : lorsqu'on les puise à la source, il pétille dans le verre. M. Marteau n'en détermine point la nature : il reconnaît seulement et avec raison que ce principe éthéré, ce fluide spiritueux contribue beaucoup à l'efficacité des Eaux, et qu'il importe d'autant plus d'en faire usage sur les lieux mêmes, qu'elles perdent singulièrement de leurs vertus par le plus léger mouvement; que la Cardinale en particulier ne peut être transportée des fontaines, dans Forges même, sans devenir plus pesante, sans avoir perdu une partie de ses propriétés.

Pour confirmer l'assertion de l'existence du fer dans les Eaux de Forges, M. Marteau observe que ce minéral se trouve attaché aux canaux des fontaines sous la forme d'une poudre jaune, qui n'est autre chose, dit-il, qu'un mars extrêmement fin et délié.

L'ouvrage de M. Marteau, pour le tems où il a été publié, était d'une assez haute importance : il devait lui mériter la considération de ses concitoyens. Malheureusement, trop confiant dans ses opinions, et cédant à une aveugle prévention qui le portait à prononcer que c'était à un vitriol de mars que les Eaux de Forges devaient leur minéralisation, il s'exposait aux reproches que lui préparaient quelques chimistes, et surtout Monnet, qui, procédant avec une méthode nouvelle, et profitant peut-être sans vouloir l'admettre tout-à-fait, de l'opinion émise par Vénel, élève plusieurs doutes sur les assertions de M. Marteau, et combat, avec une sorte d'acharnement, l'existence d'un vitriol dans les Eaux de Forges.

En 1772, Monnet publia une *Nouvelle Hydrologie*, dans laquelle on trouve une nouvelle analyse de ces Eaux.

L'opinion d'Hoffmann qui, pour expliquer la difficulté de retrouver le vitriol des Eaux ferrugineuses, avait prétendu que l'acide qui constituait le vitriol était de même nature que l'acide vitriolique, et que, très-volatil par sa nature, il se dissipait par l'évaporation des Eaux (1), cette opinion avait déjà été combattue par Boulduc, qui prétendait de son côté que le vitriol (car il l'admettait aussi) était, lors de l'ébullition des Eaux, décomposé par la terre absorbante. Venel réfuta ces deux sentimens, en soutenant dans une thèse publique, aux écoles de Montpellier, que dans la plupart des Eaux fer-

___

(1) M. Opoix, chimiste, semble vouloir relever de nos jours l'opinion d'Hoffmann, à l'occasion des Eaux Minérales de Provins.

MM. Vauquelin et Thenard ont prouvé à ce chimiste, mais d'une manière plus positive que Venel n'avait pu le faire, que dans les Eaux de Provins, comme dans celles de Forges, le fer est tenu en dissolution au moyen de l'acide carbonique (*Voyez* Annal. de Chimie, 1813.

rugineuses prétendues vitrioliques , le fer est dissous par le moyen d'un air qui fait les fonctions d'un acide. Sans partager tout-à-fait ce sentiment , Monnet, fondé sur des principes analogues , divise ses Eaux Minérales ferrugineuses en vitrioliques et non vitrioliques ou ferrugineuses proprement dites. Sans discuter la théorie particuliere de Monnet , disons qu'après avoir examiné les Eaux de Forges par les réactifs et l'évaporation , il conclut de son travail qu'elles contiennent du fer , de la terre absorbante et du sel marin à base terreuse. On reconnaîtra quel degré de confiance on doit avoir au sentiment de ce chimiste infatigable , quand on aura lu la savante dissertation qu'il a faite sur la meilleure manière d'analyser les Eaux Minérales.

En 1775, M. Raulin , dans une exposition succincte des principes et des propriétés des Eaux Minérales qu'on distribue au bureau-général de Paris, présente les Eaux de Forges comme ferrugineuses et contenant plus de fer dans la Cardinale que dans les deux autres sources.

En 1776, M. Cizeville , médecin à Forges-les-Eaux, a communiqué à M. Lepecq de la Clôture, qui les a consignées dans ses *Epidémies de Normandie* , des observations sur les Eaux des trois fontaines. Ces observations ne sont pas toujours conformes à celles de M. Marteau; mais elles sont en rapport avec tout ce qui a été publié par les auteurs qui ont écrit le plus correctement sur ce point.

Depuis cette époque , il ne paraît pas qu'on se soit occupé d'une manière particulière des Eaux de Forges. Les écrivains qui ont publié des traités de matière médicale , ou d'autres ouvrages dans lesquels il devait être question des Eaux Minérales en général et en particulier , ont profité de tout ce qui avait été dit jusqu'à eux.

Parmi les ouvrages relatifs aux Eaux minérales en général , on peut citer avec avantage celui de M. Duchanoy, qui, sous le titre modeste d'*Essai sur l'Art d'imiter les Eaux Minérales*, a offert au public un recueil précieux où se trouvent rassemblés tous les renseignemens qu'on peut désirer. Après avoir donné un apperçu des analyses les plus recommandables , il donne le moyen facile d'imiter les Eaux ; et le plus souvent, en effet , d'après les renseignemens que nous devons à ses recherches , l'art peut tenter de rivaliser avec la nature.

La haute réputation dont jouissent les Eaux de Forges ne pouvait manquer d'inspirer à M. Duchanoy le désir de les faire connaître et de les imiter. A la suite d'une dissertation savante sur les Eaux ferrugineuses en général , dissertation dans laquelle l'auteur a rassemblé les expériences les plus importantes , il cite les Eaux de Forges comme exemple d'Eaux Minérales ferrugineuses , non spiritueuses où simples; il rappele le travail de M. Marteau , passe en revue toutes les propriétés physiques des Eaux de Forges. Mais à l'occasion de leur nature , se rangeant de l'avis de M. Monnet , il ne veut pas que

le

le fer soit dans ces Eaux sous la forme vitriolique , mais dissous par un acide gazeux, qui, par surabondance, facilite également la dissolution momentanée du fer et de la terre absorbante. Il termine par l'indication du procédé qu'il faut suivre pour imiter les Eaux de Forges.

La découverte de Black sur l'air fixe ou acide carbonique, les recherches des Bergmann, des Priestley, des Rouelle, des Guyton, Fourcroy et autres, ayant appris enfin à le regarder comme le dissolvant du carbonate de chaux et du carbonate de fer , on a expliqué pourquoi certaines Eaux se troublaient par l'exposition à l'air , par l'ébulition ; pourquoi elles déposaient de la rouille de fer, ou à leur surface ou dans les canaux qu'elles parcouraient. De ce moment , la classification des Eaux ferrugineuses devint plus facile et plus naturelle ; les Eaux de Forges obtinrent une place bien déterminée dans le tableau de ces productions utiles , et l'immortel auteur du Systême des connaissances chimiques les propose comme modèle dans le premier ordre des Eaux ferrugineuses simples, où le fer se trouve dissous par un petit excès de l'acide carbonique avec lequel il est combiné.

L'ouvrage de M. Duchanoy , en 1780 , et les travaux publiés par Fourcroy ont reçu très-récemment un nouveau développement par M. Bouillon-Lagrange , qui, dans un *Essai sur les Eaux Minérales naturelles et artificielles* , a joint ses propres expériences à celles des écrivains et des chimistes qui l'ont précédé. Les Eaux de Forges

B

conservènt avec raison leur rang dans les
Eaux ferrugineuses , et ce savant laborieux,
qui a déjà fourni tant de monumens de son
zèle et de ses talens , s'attache à-la-fois à
rappeler ce qu'on a appris de leur nature,
et à indiquer le procédé d'imitation le plus
convenable.

De toutes ces recherches sur les Eaux de
Forges , il résulte qu'on se réunit générale-
ment pour les regarder comme ferrugineuses ; que portant dans cette partie de
l'analyse comme dans les autres la précision et l'exactitude , la chimie moderne à
terminé tous les différends. Les Eaux de
Forges ne représentent plus, comme le voulait
M. Marteau , une dissolution de vitriol de
fer, ou une dissolution absolue de ce métal
par l'eau sans aucun intermède , comme l'a
prétendu Monnet. Elles sont ferrugieuses en
ce sens que le fer combiné avec l'acide carbonique à l'état de carbonate y reste momentanément dissous par un léger excès de
cet acide que mille circonstances peuvent lui
enlever.

Je passe aux expériences analytiques que
j'ai répétées, dans la ferme persuasion que
si l'eau en général est rarement pure , parce
qu'elle dissout dans la terre et à sa surface
l'air , les gaz acides et les sels alcalins ter-
reux ou métalliques qu'elle rencontre dans
son cours , elle peut varier aussi en raison
de ces matières qu'elle tient en dissolution.
Par cette raison , il convient de répéter de
tems en tems l'analyse des Eaux Minérales,
puisque les moins recommandables peuvent

acquérir de la réputation, en même-tems que les plus accréditées peuvent perdre de leur valeur.

ANALYSE DES EAUX DE FORGES.

Situation.

Les trois sources d'Eaux Minérales de Forges, appelées, la Reinette, la Royale et la Cardinale, sont situées au couchant du bourg, dans un vallon marécageux, dominé par de très-faibles éminences.

Elles coulent dans un enfoncement pratiqué en maçonnerie dans le sol, de 2 mètres à-peu-près de profondeur, et où l'on a conservé pour chacune un petit bassin séparé.

La Reinette et la Cardinale coulent horisontalement, la Reinette de l'est à l'ouest, et la Cardinale du nord au sud ; la Royale sourd perpendiculairement au milieu des deux autres, et coule ensuite horisontalement de l'est à l'ouest, comme la Reinette.

La Reinette est la source qui fournit le plus d'eau : on la regarde comme la moins ferrugineuse.

La Royale coule moins vîte que la Reinette ; c'est celle qu'on boit le plus ordinairement.

La Cardinale coule plus lentement que les deux autres sources, et est plus chargée de fer que les précédentes. Ces trois sources se réunissent dans un seul et même canal, après avoir parcouru environ 2 mètres de chemin dans une rigole qui termine chacun des petits bassins qui reçoivent les sources.

Propriétés physiques.

Les Eaux des trois sources sont parfaitement limpides : seulement les bassins et les rigoles sont plus ou moins chargés d'une poudre jaune-rougeâtre qui se dépose sur leurs parois. Les vases dont on se sert habituellement pour les puiser aux bassins se recouvrent à la longue d'un enduit jaune-rougeâtre qui atteste la dissolution du fer dans ces Eaux.

Au rapport des historiens qui ont écrit depuis Linand , le premier qui en ait fait mention , la Reinette offre un phénomène fort singulier. Tous les jours régulièrement (c'est Linand qui parle), vers les six ou sept heures du soir , elle se brouille , de manière que l'Eau sort toute rougeâtre et chargée de flocons roux , plus ou moins gros , qui se changent en une Eau rousse, quand on vient à les remuer dans la main. Marteau ajoute que ce phénomène se répète le jour , trois à quatre heures avant l'orage et la pluie. Monnet, d'après lui M. Lepecq de la Clôture , et M. Cizeville se réunissent pour assurer la même chose.

La périodicité prétendue d'un tel phénomène , bien fait pour piquer la curiosité, m'a déterminé à prendre sur les lieux tous les renseignemens possibles , et à m'assurer par moi-même de la vérité. L'inspecteur-général des Eaux Minérales de Forges m'a déclaré avec franchise que cet effet n'était point aussi régulier qu'on l'avait annoncé , et l'employé chargé de faire tous les jours la distribution de l'Eau aux buveurs, nous a affirmé que depuis un grand nombre d'années qu'il était assidu à ce service, il n'avait jamais remarqué que ce fût à des heures fixes, ou à des époques voisines des orages que la Reinette se troublait.

Dans les journées des 16 et 17 juin dernier, j'ai visité les sources depuis cinq heures du matin jusqu'à neuf du soir, et à aucune des heures de la journée je n'ai remarqué l'effet énoncé. Il est certain seulement que la source entraîne dans sa course des flocons rougeâtres, volumineux, mais très-légers, qui se précipitent lentement au fond du bassin, où ils se ramassent en très-grand nombre ; et le moindre mouvement extraordinaire, un afflux d'eau plus considérable suffisent pour les éparpiller : il en résulte que l'eau de ce bassin paraît quelquefois plus agitée que celle des autres.

La saveur n'est pas la même dans l'Eau des trois sources ; elle est fraîche dans toutes, très-peu ferrugineuse dans la Reinette, ferrugineuse dans la Royale, et décidément atramentaire dans la Cardinale.

Elles sont parfaitement inodores.

La pesanteur spécifique de l'Eau des trois sources est à-peu-près la même ; elle diffère très-peu de celle de l'Eau distillée.

La température est aussi à-peu-près la même dans les trois sources, et dans le canal commun qui les reçoit au sortir de leurs rigoles. Le thermomètre plongé dans les bassins a rapporté, après vingt minutes, 6 degrés 1/4 terme moyen.

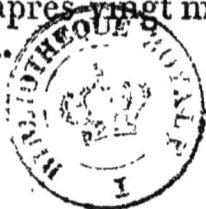

Pour la Reinette. . 6 degrés   + o th. de R.
Pour la Royale . . 6 degrés   + o
Pour la Cardinale. 6 degrés 1/4 + o
Canal commun. . . 6 degrés 1/4 + o

La température extérieure étant de 11 deg. + o, à neuf heures du matin, la pression de l'atmosphère de 27 pouces 8 lignes.

La variation de la température des sources, de neuf heures du matin à neuf du soir, est à peine de 1/4 de degré, quand la température extérieure a varié de 4 degrés dans la même journée ; le thermomètre marquait 14°, à midi, le 16 juin ; le lendemain 17, à cinq heures du matin, il marquait 6 degrés ; la température des sources s'est trouvée être la même que la veille.

EXAMEN PAR LES RÉACTIFS.

Reinette.

Dissolution de baryte........Léger précipité.
Potasse caustique...:.........Idem.
Eau de chaux................Précipité plus sensible, couleur jaunâtre.
Ammoniaque liquide.........Nuages jaunes.
Teinture de tournesol.......Rougit sensiblement.
Sirop de violettes............Verdit légèrement.
Oxalate d'ammoniaque.......Léger dépôt à la longue.
Prussiate de chaux..........Nuages qui prennent à la longue une teinte bleue.
Noix de galle en poudre, projetée dans l'eau........Coloration en pourpre.
Muriate de baryte...........Précipité blanc.
———— de mercure.........Idem.
———— d'argent ....Précipité blanc, insoluble dans l'acide nitrique.

Royale.

Baryte..............................Précipité couleur jaunâtre.
Potasse caustique..............*Idem.*
Ammoniaque....................*Idem.*
Eau de chaux...................Précipité très-sensible, cou-
                               leur jaune.
Teinture de tournesol.......Rougit.
Sirop de violettes.............Verdit.
Oxalate d'ammoniaque.......Précipité.
Prussiate de chaux............Couleur bleuâtre.
Noix de galle...................Couleur pourpre.
Muriate de baryte............Précipité blanc.
———— de mercure.........*Idem.*
———— d'argent.............Précipité blanc , insoluble
                               dans l'acide nitrique.

Cardinale.

Baryte..............................Liqueur trouble de suite et
                               se colorant en jaune.
Potasse caustique..............*Idem.*
Ammoniaque.   *Idem.*
Eau de chaux...................Précipité très - abondant ,
                               couleur jaune.
Teinture de tournesol.......Rougit.
Sirop de violettes.............Verdit.
Oxalate d'ammoniaque.......Précipité blanc.
Prussiate de chaux............Couleur bleue de suite.
Noix de galle...................Coloration en pourpre foncé
                               à l'instant.
Muriate de baryte............Précipité blanc.
———— de mercure...........*Idem.*
———— d'argent ....Précipité blanc , insoluble
                               dans l'acide nitrique.

Canal commun.

Le canal commun auquel la Reinette, par
un écoulement plus rapide , fournit davan-
tage que les deux autres sources, présente par

les mêmes réactifs les mêmes résultats que la Royale.

De tous les résultats obtenus par les réac-tifs employés, je n'ai admis comme certains, pour l'instant, 1° que ceux qui indiquent un acide libre, comme la teinture de tournesol ; 2° le fer, dissous à l'état de carbonate par la couleur produite au moyen de la noix de galle ; 3° un carbonate de chaux, momen-tanément dissous, en considérant le précipité abondant obtenu par l'eau de chaux.

La nature de l'acide libre contenu dans les Eaux de Forges est facile à déterminer. par la nature du précipité qui a lieu par le moyen de l'eau de chaux, et par l'effet par-ticulier de la Cardinale, qui, selon quelques écrivains, mousse par l'agitation et dégage une vapeur aigrelette et piquante. Les Eaux de Forges d'ailleurs se conservent peu et perdent promptement de leur vertu, qu'elles empruntent au fer dissous par cet acide, et que le mouvement et l'agitation en déga-gent, et laissent déposer avec le tems un sé-diment peu sensible dans la Reinette, rou-geâtre dans la Royale, et rouge plus foncé et plus considérable dans la Cardinale. L'Eau qui surnage ces divers dépôts devient très-limpide ; les réactifs qui indiquent le fer sont désormais sans effet, tandis que ceux qui annoncent des sels solubles, peu sensibles à l'action de l'atmosphère , présentent des apperçus réels et vrais des sels étrangers aux carbonates de fer et de chaux, que ces mêmes Eaux peuvent tenir en dissolution.

Distillation.

J'ai soumis à la distillation une pinte de chacune des trois Eaux avec un appareil propre à recueillir les gaz.

Reinette.

Une pinte a donné 25/100 d'un gaz troublant l'eau de chaux , éteignant les corps combustibles ; la liqueur s'est troublée légèrement pendant le cours de la distillation, en prenant une couleur jaune faible. J'ai cessé d'entretenir l'ébullition aussitôt que le gaz a cessé de se dégager ; après refroidissement , j'ai filtré, j'ai obtenu sur le filtre une matière jaunâtre dont il sera question par la suite.

La liqueur filtrée , limpide , examinée par les réactifs, présentait les effets suivans :

Teinture de tournesol. . . . ⎫
Eau de chaux . . . . ⎬ o.
Noix de galle. . . . . ⎮
Prussiate de chaux. . . . . . ⎭

L'acide carbonique , le fer et le carbonate de chaux ne se retrouvaient donc plus dans la ligueur.

Muriate de baryte............Précipité annonçant un sel sulfurique.

Oxalate d'ammoniaque.......Précipité annonçant des sels à base de chaux.

Nitrate d'argent.............Précipité annonçant des muriates.

Royale.

Une pinte d'Eau a donné 125/100, ou une fois et un quart son volume de gaz acide carbonique ; la liqueur s'est troublée dès la première impression de la chaleur , en prenant une teinte jaune plus foncée ; après refroidissement, elle a été filtrée , et a offert les mêmes résultats que la Reinette : le dépôt sur le filtre était plus considérable et plus coloré.

Cardinale.

Une pinte d'Eau a donné trois fois son volume de gaz acide carbonique ; dès la première impression du feu , Eau troublée fortement, avec une teinte rougeâtre qui a augmenté de plus en plus d'intensité ; après refroidissement , même effet que la Reinette et la Royale ; dépôt sur le filtre bien plus considérable encore que le précédent.

C'est donc à la présence du gaz acide carbonique dans les Eaux de Forges qu'est due la dissolution du fer, plus abondant dans la Cardinale que dans la Royale et la Reinette , et en plus petite proportion dans la Reinette que dans les deux autres sources, ainsi que l'annoncent les précipités obtenus. On verra que le départ du gaz acide carbonique favorise aussi la séparation d'une autre matière , qui, comme le fer, se trouve par le même agent momentanément dissous dans les Eaux.

Évaporation.

32 pintes d'Eau de la Reinette ont été éva-

porées sur place , dans une bassine d'argent , jusqu'à réduction de 3 pintes. J'ai eu soin d'éviter l'ébullition , afin d'empêcher , si la chose devait avoir lieu , la volatilisation des substances autres que le gaz acide carbonique.

La liqueur refroidie a été filtrée à travers le papier joseph, lavé d'abord à l'Eau bouillante ; le précipité jaunâtre resté sur le filtre, après avoir été parfaitement desséché, pesait 14 grains.

J'ai versé sur ce résidu trois fois son poids d'acide acétique (vinaigre distillé) ; il y a eu effervescence ; j'ai filtré. La liqueur limpide essayée par la noix de galle ne donnait point de précipité , mais précipitait abondamment du carbonate de chaux par la dissolution de soude carbonatée. Le résidu desséché ne pesait que 6 grains ; l'acide acétique avait enlevé 8 grains de carbonate de chaux.

Les 6 grains restant sur le filtre , un peu plus colorés que d'abord , ont été dissous dans l'acide muriatique avec excès ; liqueur jaune onctueuse précipitant abondamment en bleu par le prussiate de chaux , en noir par la noix de galle ; évaporée à siccité , elle a laissé , après calcination , de l'oxide noir de fer. Une petite quantité de matière qui avait refusé de se dissoudre dans l'acide muriatique a été séparée avec soin et séchée ; elle pesait 2 grains. Cette matière est blanche et pulvérulente , indissoluble dans les acides , soluble dans la potasse caustique ; elle offre tous les caractères de la silice.

Il suit de ces expériences que les 4 grains de résidu représentent :

	Grains.
Carbonate de chaux........	8
———— de fer	4
Silice	2

La liqueur d'où avait été séparé ce dépôt, évaporée à siccité, a fourni un résidu pesant 40 grains.

Ce résidu était légèrement coloré, il attirait un peu l'humidité ; on a versé dessus une petite quantité d'alcool à 36 degrés : le résidu desséché de nouveau ne pesait plus que 36 grains ; l'alcool avait donc enlevé 4 grains d'une matière qui, après évaporation à siccité, redissoute dans l'eau, offrait les caractères suivans :

Précipitation abondante par le nitrate d'argent, et le précipité insoluble dans l'acide nitrique.

Dégagement considérable de vapeurs muriatiques par l'acide sulfurique concentré ; la liqueur alcoolique avait donc enlevé un muriate déliquescent.

La dissolution précipitant par la potasse caustique, j'ai reconnu que le précipité était de la magnésie et non de la chaux, en ce qu'il était dissous par l'acide oxalique, et que, d'autre part, la dissolution ne précipitait pas par l'oxalate d'ammoniaque.

La matière insoluble dans l'alcool a été lavée dans six fois son poids d'eau distillée froide, versée à plusieurs reprises. Cette liqueur filtrée, qui précipitait abondamment par le nitrate d'argent, a été évaporée spontanément ; et s'est convertie en totalité en cristaux cubiques , d'une saveur salée , sans amertume , sans mélange de sulfate , ainsi que le démontrait l'épreuve du muriate de baryte. Par le poids du résidu insoluble dans l'eau froide, la quantité de muriate de soude obtenu est de 23 grains ; le résidu, du poids de 13 grains , est soluble en totalité dans l'eau bouillante , et la dissolution précipitant abondamment par le muriate de baryte et l'oxalate d'ammoniaque , il est reconnaissable pour du sulfate de chaux.

Résumé.

Les 32 pintes de l'Eau de la Reinette contiennent donc :

Gaz acide carbonique. . .	8 pintes.
Carbonate de chaux . . .	8 grains.
Carbonate de fer	4
Muriate de soude.	23
Sulfate de chaux	13
Muriate de Magnésie . . .	4
Silice	2

Examen des flocons ferrugineux que dépose la Reinette.

J'ai dit ailleurs que la source appelée la Reinette entraîne des flocons volumineux , rougeàtres , très-légers , qui se précipitent au fond du bassin , où ils se rassemblent en très-grand nombre.

Boulduc s'était déjà occupé de ces sédimens, et les regardait comme un mélange de terre absorbante, de fer et de sélénite.

Ces flocons étant très-légers et très-friables ,

il faut quelques précautions pour les obtenir.
A cet effet , on prend un verre à boire , on
le plonge , renversé , doucement et perpendiculairement au fond du bassin , au centre des
flocons , on retourne brusquement le verre
qui s'en remplit en même tems qu'il se
vide d'air , et on le relève vivement. On
laisse reposer quelques minutes hors de l'eau ,
les flocons se précipitent , on décante l'eau
qui surnage , et on les fait sécher à une douce
chaleur : on a ainsi une poudre très - fine ,
très-douce au toucher et d'un beau rouge.

Quoique Boulduc ait annoncé que cette
poudre était attirable à l'aimant, je dois dé-
clarer que je n'ai trouvé cette propriété , ni
dans les flocons de la Reinette , ni dans
aucun des dépôts des autres fontaines , ou
de ceux provenant de l'évaporation de leurs
Eaux. Cette remarque me paraît d'autant plus
essentielle que , d'après Boulduc sans doute,
plusieurs écrivains ont admis cette même par-
ticularité.

Si , comme on le pense communément ,
l'origine de la source de la Reinette n'est
éloignée de son petit bassin que de quelques
toises , on se rendra plus facilement raison
de la déposition de ces flocons , en ayant
égard à la petite quantité d'acide carbonique
libre qui se dégage pendant l'évaporation de
ces Eaux , qui, au moment qu'elles sont en
contact avec l'air , doivent en perdre assez
pour déterminer la précipitation du fer : on
va voir d'ailleurs que ces flocons sont de même
nature que le dépôt qu'on obtient par l'évaporation de la Reinette.

J'ai remarqué d'abord qu'en agitant ces flocons dans l'Eau, et décantant celle-ci au bout de quelques secondes, il reste au fond du vase une petite quantité de matière qui présente tous les caractères de la silice. Soupçonnant avec raison que ce dépôt ferrugineux devait être mêlé de carbonate de chaux, j'ai versé sur 30 grains de ces flocons desséchés 6 gros d'acide acétique distillé, et j'ai trouvé, en suivant les mêmes procédés que pour le dépôt obtenu par l'évaporation des Eaux, qu'on devait le regarder comme composé de

	Grains.
Carbonate de chaux	16
—————— de fer.	9
Silice.	5

Royale.

24 pintes de la Royale ont été évaporées jusqu'à réduction d'une pinte dans une bassine d'argent. La liqueur s'est troublée par la chaleur et a déposé des flocons rougeâtres.

La liqueur filtrée, le poids du dépôt bien desséché est de 30 grains, qui, analysés par les procédés déjà décrits, se composent de

	Grains.
Carbonate de chaux.	16
—————— de fer	12
Silice	2

La liqueur restante, évaporée à siccité, a fourni un dépôt jaunâtre pesant 36 grains : ce dépôt lavé par l'alcool a donné

	Grains.
Muriate de magnésie	3

Lavé à l'eau froide, il a fourni 30 grains

d'un muriate mêlé de sulfate de soude ou de magnésie.

Pour constater la nature du sulfate, bien reconnaissable pour tel par sa cristallisation prismatique au milieu des cubes bien prononcés de muriate de soude, j'ai versé dans la dissolution d'une certaine quantité des deux sels mélangés une dissolution de potasse caustique, qui a déterminé de suite la précipitation de flocons blancs, légers, solubles dans l'acide oxalique ; tandis que la dissolution de muriate de baryte avait d'autre part démontré la présence de l'acide sulfurique. Comme on sait d'ailleurs que l'existence du sulfate de soude est incompatible avec le muriate de magnésie, déjà trouvé précédemment, il suit que le sulfate mêlé au muriate de soude est le sulfate de magnésie; ce sel fait à-peu-près le 1/3 du mélange.

Le résidu, insoluble dans l'alcool et l'eau froide, se dissout en entier dans l'eau bouillante, et donne

Grains.

Sulfate de chaux. 12

Résumé.

Les 24 pintes de la Royale ont donc fourni

Gaz acide carbonique . .	30 pintes.
Carbonate de chaux. . . .	16 grains.
———— de fer	12
Muriate de soude.	15
Sulfate de magnésie. . .	5
———— de chaux.	12
Muriate de magnésie . . .	3
Silice	2

Cardinale.

Cardinale.

3o pintes de la Cardinale ont été évaporées dans une bassine d'argent jusqu'à réduction d'une pinte. L'Eau s'est troublée dès la première impression du feu : couleur rouge se fonçant de plus en plus ; filtrée après refroidissement , on a obtenu un dépôt rougeâtre, pesant 5o grains , composés, d'après les procédés déjà décrits pour la Reinette et la Royale, de

	Grains.
Carbonate de chaux.	20
——————— de fer.	25
Silice	5

La liqueur filtrée et évaporée a fourni un dépôt plus coloré que les précédens , pesant 48 grains.

Lavage par l'alcool.

	Grains.
Muriate de magnésie	6

Lavage par l'Eau froide.

	Grains.
Muriate de soude. . . . . }	
Sulfate de magnésie. . . . . . }	27

Le résidu , insoluble dans l'alcool et l'eau froide, se dissout en entier dans l'eau bouillante, et donne

	Grains.
Sulfate de chaux.	15
Perte.	2

Résumé.

Les 3o pintes de la Cardinale ont fourni

Gaz acide carbonique. . .	6o pintes.
Carbonate de chaux	20 grains.
——————— de fer	25

Muriate de soude. . . . }
Sulfate de magnésie . . } 27 grains.

——— de chaux.   13

Muriate de magnésie. . . .   6

Silice   5

Il suit des expériences que je viens de rapporter, que les Eaux de Forges contiennent par pinte :

Reinette.

Acide carbonique . . . . . .   1/4 son vol.

Carbonate de chaux . . . . .   1/4 de gr.

——— de fer 1/8

Muriate de soude 3/4

Sulfate de chaux. 1/3

Muriate de magnésie. 1/5

——— de silice 1/16

Royale.

Acide carbonique, une fois et 1/4 son vol.

Carbonate de chaux . . . . .   3/4 de gr.

——— de fer 1/2

Muriate de soude 5/8

Sulfate de chaux. 1/2

Muriate de magnésie. 1/8

Silice 1/12

Sulfate de magnésie 2/8

Cardinale.

Acide carbonique. . . .   2 fois le volume.

Carbonate de chaux . . . . .   3/4 de gr.

——— de fer 5/6

Muriate de soude 6/10

Sulfate de chaux. 1/2

Muriate de magnésie. 1/5

Silice 1/6

Sulfate de magnésie. 3/10

Il était assez naturel de penser que le voisinage des fontaines devait offrir quelques sources de même nature que les Eaux Minérales, et effectivement le petit bois qui borne la propriété du sieur Cizeville renferme plusieurs ruisseaux ferrugineux. Mais en même tems on trouve près delà des eaux très-pures. Dans la prairie au nord des fontaines, au bas du donjon, est une source d'eau très-limpide qui n'est nullement ferrugineuse ; mais à quelques pas au-dessous on trouve un amas d'eau assez semblable à la Cardinale, et venant comme elle du nord au sud.

C'est dans cette même prairie que prend sa source l'Andelle, dont les eaux très-pures traversent la route de Forges, la propriété du sieur Cizeville, et reçoivent à son extrémité le canal commun des trois sources Minérales. J'observerai seulement que les voûtes des deux ponts sous lesquels coule cette rivière aux deux extrémités de la propriété du sieur Cizeville sont tapissées de stalactites, peu considérables il est vrai, mais se dissolvant entièrement et avec une vive effervescence dans les acides nitrique et muriatique.

Je dois signaler enfin la fontaine Guillaume, indiquée par Linand dans le plan qu'il a placé à la tête de son ouvrage, située au nord et à une petite distance des Capucins. Cette eau est de la même nature que celle du bas du donjon ; elle ne contient pas de fer, et elle est à peine sensible à la dissolution d'oxalate d'ammoniaque, et à celle de muriate de baryte.

Par les résultats d'analyse que je viens d'exposer , j'ai fourni peut - être une nouvelle occasion de répéter que les Eaux de Forges n'ont rien qui justifie leur grande réputation , puisque le fer s'y trouve en si petite quantité , et qu'il est facile de les imiter. Qu'il me soit permis de hasarder à ce sujet quelques réflexions.

Je ne serai pas le dernier à payer un tribut justement mérité aux savans recommandables qui ont éclairé nos opérations , et qui, par une théorie féconde en résultats, nous ont fourni les moyens de donner à quelques produits de nos laboratoires l'extérieur et les propriétés des productions naturelles. J'admire , comme tant d'autres, les procédés infaillibles qui, sous les mains des hommes instruits, communiquent en quelques instans à l'eau des propriétés qu'elle semblait ne devoir acquérir qu'en traversant avec les siècles les entrailles du globe ; mais je n'ai jamais pensé qu'avec toute notre précision , qu'avec la plus scrupuleuse exactitude , nous puissions toujours offrir avec la même régularité qu'elle cet heureux assortiment de matières que la nature prépare en silence ; et si, parmi les Eaux Minérales, il en est que nous pouvons extemporanément représenter , parce qu'elles tirent toutes leurs vertus de quelques gaz que nos appareils modernes nous ont appris à enchaîner aussi facilement que la nature, sans rien emprunter à leur mode d'administration , ou à quelques circonstances particulières , il en est d'autres dont le bienfait ne peut se retrouver qu'à la source même , et je pense que les Eaux de

Forges jouissent de cette heureuse prérogative.

Sans entrer en aucune manière dans l'examen du régime particulier auquel sont soumis par leurs médecins ceux des malades qu'ils obligent à fréquenter les Eaux Minérales , j'observerai que la différence qui existe entre les trois sources de Forges semble assez naturellement établie pour que les buveurs puissent s'accoutumer insensiblement à l'usage d'une boisson contre laquelle l'estomac a pu quelquefois se révolter.

A Forges , pour la plupart des buveurs, la Reinette est la boisson d'usage ; elle le fut long-tems pour les habitans eux-mêmes. Comme elle diffère peu de l'Eau commune , comme elle contient peu de fer , elle n'est pas susceptible de produire un mauvais effet, et les personnes délicates , en la buvant à leurs repas, coupée avec le vin ou autrement , disposent l'estomac à l'usage de la seconde.

La Royale , manifestement furrugineuse , exige quelques précautions. Les premiers jours , on n'en prend qu'un seul verre (la dose est de 6 à 8 onces environ) ; les jours suivans on double la dose , et on continue de l'augmenter jusqu'à ce qu'on soit parvenu à en boire sept verrées par jour , à la distance d'une demi-heure pour chacune ; et lorsqu'à cette dose assez considérable l'estomac ne paraît pas fatigué , on essaie l'usage de la Cardinale , et de ce moment on abandonne celui de la Royale.

On a souvent répété avec une sorte d'affectation que l'usage des Eaux Minérales produisait les effets avantageux pour lesquels on les conseille , moins en raison de

leur nature médicamenteuse que par les distractions utiles que procurent le déplacement
auquel elles obligent , les voyages qu'elles
rendent nécessaires , l'abandon momentané
de toutes les affaires et de tout ce qui peut
mettre en jeu une sensibilité trop active ,
le séjour prolongé dans un pays dont l'atmosphère est le plus souvent utile contre
les affections maladives qu'on cherche à com-
battre , un régime sanitaire qu'on suit toujours avéc d'autant plus d'exactitude , qu'on
trouve au rendez-vous un bon nombre de
compagnons qui encouragent par leur exemple , et qu'une régularité sévère dans l'emploi méthodique du tems , des eaux , dans
les heures du repas, le lever , le coucher ,
souvent même dans les plaisirs et les diver-
tissemens , est pour la saison qu'on doit
passer aux Eaux , une sorte de mode dont
on se ferait un crime de s'écarter. Sans
rejeter absolument une telle opinion, je crois
pouvoir assurer que souvent aussi, et à Forges
en particulier , la nature et l'état thermomé-
trique des Eaux contribuent pour beaucoup
aux améliorations qu'éprouvent ceux qui en
font usage.

Les Eaux de Forges sont placées au rang
des eaux froides , c'est-à-dire de celles qui
se trouvent constamment à une température
plus basse que l'atmosphère. Cet abaissement
de température est comme on l'a vu très-
prononcé , puisque le thermomètre mar-
quant 14 degrés à l'air libre, marquait 6 degrés 1/4 seulement lorsqu'on le plongeait
dans les sources. Le rendez-vous des buveurs
a lieu (dit Linand) dans les mois de juillet ,

août et septembre , parce que dans cette saison particulièrement on peut supporter le froid des fontaines.

Pourrait-on se refuser à admettre la propriété tonique portée à un haut degré dans une Eau ferrugineuse très-froide , prise à la dose de deux et quelquefois trois bouteilles dans l'espace de deux et trois heures d'une matinée fraîche , dans un séjour d'ailleurs assez agréable , et où les propriétaires ont rassemblé tout ce qui peut multiplier les distractions et varier les plaisirs? Et la raison ne se réunit-elle pas à l'expérience pour prononcer qu'on ne peut établir un parallèle soutenable entre un pareil breuvage pris à sa source , et celui qu'on peut préparer en remplacement avec une pinte d'eau de fontaine , dans laquelle on aura fait dissoudre au moyen d'un peu de gaz acide carbonique, un grain au plus de carbonate de fer?

Elevons-nous avec autant de franchise que de force contre les préjugés qui déshonorent l'espèce humaine, sans rien ajouter à son bonheur ; mais respectons des usages que le tems à consacrés , dont l'expérience confirme les heureux résultats , et n'accusons pas un Monarque dont le nom se rattache au commencement d'un siècle qui a fait une si glorieuse époque dans les annales de l'histoire , d'avoir cédé à un empyrisme aveugle en entraînant à Forges , après lui , la Princesse auguste qui partageait sa couronne , et le ministre suprême qui en faisait respecter les droits. Reconnaissons plutôt que c'est à raison des effets salutaires que ces Eaux avaient produits , qu'on y vit successivement arriver tous les grands personnages du siècle de Louis XIV, et que sous Louis XV même, la Reine et madame la Dauphine se sont félicitées d'avoir cédé aux conseils qui leur en avaient recommandé l'usage.

Qu'il me soit permis, en terminant ce travail, de consigner ici le témoignage public de la reconnaissance que je dois à toutes les personnes de Forges, qui m'ont singulièrement aidé dans mes recherches, et m'ont assisté avec une bienveillance toute particulière dans les opérations que j'ai faites sous leurs yeux; au propriétaire des Eaux, auprès duquel j'ai trouvé un accès facile et toutes les commodités nécessaires à mon travail; à M. Thiessé, propriétaire voisin des fontaines, de la bouche duquel j'ai recueilli une foule de renseignemens utiles, qui m'a dirigé dans la recherche des sources ferrugineuses ou autres du voisinage; à M. Mesplon enfin, pharmacien à Forges, à la complaisance duquel j'ai dû la plupart des ustensiles dont j'avais besoin, et la surveillance qui m'a permis de terminer promptement mes travaux.

Personne ne doit ignorer que, tandis que les uns emploient tous leurs moyens pour fournir aux buveurs les conseils et les secours de la médecine, les autres redoublent de zèle pour leur procurer tous les agrémens et les douceurs de la vie, et multiplient autour d'eux avec une activité singulière les plaisirs de toute espèce et les distractions de tout genre.

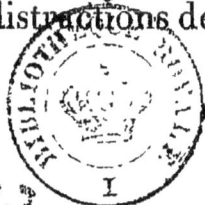